Wenn die Arbeit krank macht

Ursachen und Prävention

by Martina Brunnert

Erstveröffentlichung Januar 2015

I0435160

Impressum:

Martina Brunnert

Harreweg 10A

26133 Oldenburg

E-Mail-Adresse: first.step@gmx.de

Text: © Copyright by Martina Brunnert

Coverbild: © Fotolia, Marco Sleur – Die Druckmacher, Oldenburg

Rechtliche Hinweise:

Alle Angaben zu diesem Buch wurden mit größter Sorgfalt recherchiert, dennoch sind Fehler nicht ganz auszuschließen. Die Autorin übernimmt keine juristische Verantwortung oder Haftung für Schäden, die durch eventuell verbliebene Fehler entstehen.

Dieses Werk ist urheberrechtlich geschützt, auch die der Übersetzung, des Nachdrucks und der Vervielfältigung des Titels oder Teilen daraus.

Für alle Links gilt: Ich möchte ausdrücklich betonen, dass ich keinerlei Einfluss auf die Gestaltung und die Inhalte der gelinkten Seiten habe. Deshalb distanziere ich mich hiermit ausdrücklich von allen Inhalten aller gelinkten Seiten. Und ich mache mir deren Inhalte nicht zu eigen. Diese Erklärung gilt für alle in meinem Buch ausgebrachten Links und für alle Inhalte der Seiten, zu denen die Banner führen.

WAS MACHT MOBBING MIT UNSERM KÖRPER
UND UNSERER SEELE

WAS KANN MAN GEGEN MOBBING MACHEN

Prävention

Rechtliche Schritte

Wenn der Arbeitnehmer mobbt

Wenn der Arbeitgeber mobbt

BURN-OUT-SYNDROM

URSACHEN FÜR BURN-OUT

Burn-out-Strudel

Wer ist Burn-out-anfällig?

WAS PASSIERT BEI BURN-OUT MIT UNSEREM
KÖRPER UND MIT UNSERER SEELE

Symptome

Schlechte Beleuchtung

Infektionskrankheiten

Vitamin-D-Mangel

SCHLUSSWORT

Einleitung

Wir arbeiten, um zu leben; oder leben Sie, um zu arbeiten? Na ja, jeder wie er will. Auf jeden Fall sollte die Arbeit, die wir verrichten, Spaß machen und Freude bereiten. Am Ende des Tages sollten wir mit einem guten Gefühl auf unser Tageswerk zurückblicken können.

Es gibt allerdings immer wieder Hindernisse und widrige Umstände, die einem das in Schwung halten des Hamsterrads erschweren oder sogar unmöglich machen. Und wenn einem jemand einen Knüppel zwischen die Beine wirft, kann das schlimm enden.

Wenn irgendetwas am Arbeitsplatz oder bei der Arbeit nicht mehr rund läuft, kann uns das krank machen. Es sind immer die kleinen Dinge, die einen stören oder nerven. Irgendwann geht man dann auf dem Zahnfleisch. Die Gründe dafür sind sehr unterschiedlich. Nur, wenn Sie nicht rechtzeitig eingreifen, könnte Ihre Lebensqualität erheblich beeinträchtigt werden. Lassen Sie es nicht so weit kommen.

Im weiterem Verlauf dieses E-Book-Ratgebers weise ich Sie auf einige Möglichkeiten hin, die Ihre Gesundheit bei der Arbeit oder an Ihrem Arbeitsplatz beeinträchtigen könnten. Falls Sie Krankheitssymptome erkennen, bitte ich Sie dringlich einen Arzt oder Experten zu konsultieren. Dies ist kein Gesundheitsratgeber! Es geht eher darum, gesund zu bleiben und Beeinträchtigungen zu erkennen, damit Sie einen schönen Arbeitstag haben und Sie gesund durchs Arbeitsleben kommen.

Mobbing

„Wieso haben Sie das noch nicht erledigt? Was machen Sie denn den ganzen Tag?", wettert Frau Müller.

Ich weiß nicht mehr, was ich machen soll. Dabei habe ich mich so gefreut, in dieser Firma arbeiten zu dürfen. Ich sitze zusammen mit meiner Kollegin Frau Müller in einem Büro. Vom ersten Tag an hat sie nur das Nötigste mit mir gesprochen, mir die unangenehmsten Arbeiten zugeschoben und mich bei den anderen Kollegen schlecht gemacht. Während sie mit den anderen Kollegen im Nebenbüro lacht und tratscht und sich über mich lustig macht, muss ich in unserem Büro die Stellung halten und alles alleine machen. Nichts kann ich ihr recht machen und ich mache grundsätzlich alles falsch. Dabei habe ich ihr überhaupt keinen Grund gegeben, so mit mir umzugehen. Ich bin freundlich und respektvoll, immerhin bin ich neu hier und kenne mich noch nicht so gut hier aus. Ich gebe mir sehr viel Mühe, meinen Job gut zu machen und Anschluss bei den anderen Kollegen zu finden, doch durch Frau Müllers Gerede meiden meine Kollegen mich. Jeden Morgen komme ich mit einem unwohlen Gefühl zur Arbeit. Am schlimmsten sind die Magenschmerzen am Sonntagabend.

Nun sitze ich hier, eine gestandenen Frau von 42 Jahren und weiß weder ein noch aus.

Wie hier geschildert, ist das eine typische Szene aus dem Arbeitsalltag. Ein gutes Beispiel für Unkollegialität, wie es leider in immer noch zu vielen Büros an der Tagesordnung ist. Viele Menschen lassen sich den Psychoterror am Arbeitsplatz gefallen, aus Angst ihren Arbeitsplatz zu verlieren.

Die Gesellschaft wird immer rücksichtsloser, schließlich bringen wir unseren Kindern bei, sich nicht die Wurst vom Brot nehmen zu lassen. Die alten Werte, wie Rücksichtnahme und Herzlichkeit, geraten immer mehr ins Hintertreffen. Gerade im Berufsleben braucht man immer mehr „Ellenbogen", um nach vorne zu kommen. Da sieht die Generation mit den alten Werten ziemlich alt aus. Aber wie immer im Leben kommt alles wieder. Die junge Generation setzt auf Teamgeist, das ist nichts anderes als ein moderner Ausdruck für die „alten Werte". Wir müssen also nur warten, bis die „rücksichtslose", auf ihren Vorteil bedachte Generation in Rente geht.

Ist das so? Ist Mobbing ein Generationen-Problem? Können wir das einfach so aussitzen? Ja und nein. Es wird immer Menschen mit einem großen Geltungsbedürfnis geben, Menschen mit einem großen Ego, und es wird auch immer Menschen geben, die mit einem kleinen Selbstwertgefühl ausgestattet sind, die, die sich von den anderen unterbuttern lassen.

Wir müssen lernen mit den verschiedensten Charakteren und Situationen umzugehen und Selbstbewusstsein aufbauen, damit der „Mobber" keine

Macht über uns bekommt und keine Gelegenheit erhält, andere zu mobben.

Es kommt immer darauf an, wer mobbt. Sind es die Vorgesetzten in der Führungsebene? Die Kollegen? Der Chef selber? Und wer mobbt wen? – der Chef den Mitarbeiter oder der Mitarbeiter den Vorgesetzten? Die Kollegen untereinander? Mobbing gibt es nach allen Seiten, wie Ihnen dieses Schaubild verdeutlicht.

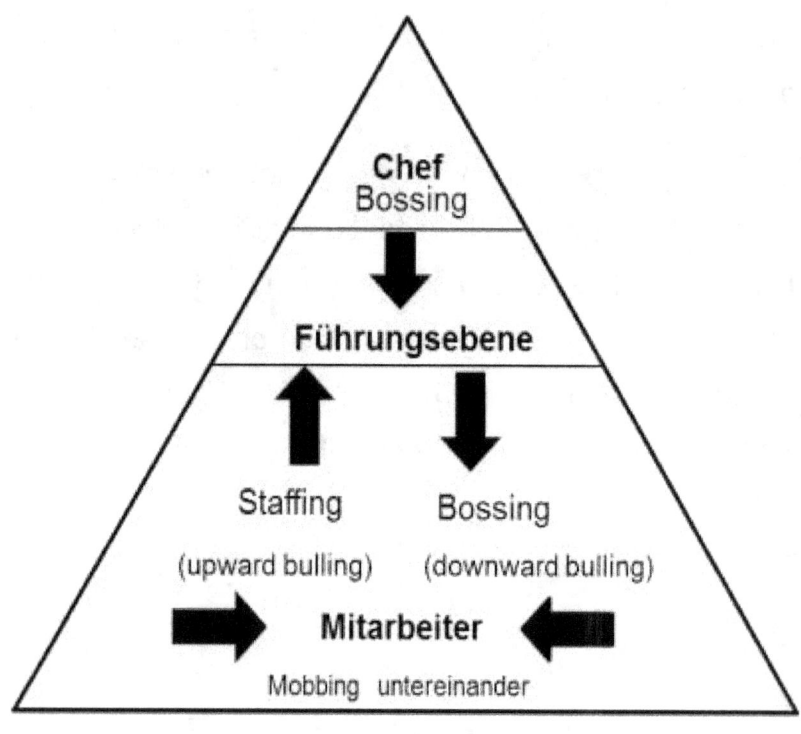

Wie Sie sehen, ist auf jeder Ebene oder in jeder Schicht etwas los.

Am größten ist das Gerangel unter den Mitarbeitern selber, weil jeder gesehen werden will. Jeder hat eben sein Geltungsbedürfnis und lebt dieses auf seine Weise aus.

Gleich darauf folgt der Druck von oben nach unten.

Es kommt auch vor, dass die Mitarbeiter und die Führungskräfte zusammen gegen den Arbeitgeber agieren.

Nicht zu vergessen ist, dass auch mal gerne am Stuhl eines Vorgesetzten in der Führungsebene gesägt wird.

Betroffen sind Männer und Frauen gleichermaßen. In Deutschland sind ca. 1.000.000 Arbeitnehmer jährlich betroffen. Diese Zahl sollte uns allen zu denken geben. Mich hat sie sehr bestürzt. Ich wusste wohl, dass Mobbing weit verbreitet ist, aber nicht, dass die Anzahl von Mobbingübergriffen so hoch ist. Wir sollten alle zusammen daran arbeiten, dass diese Zahl verschwindet.

Mobbing findet man nicht nur am Arbeitsplatz. Gemobbt wir auch in den Schulen und in den sogenannten Sozialen Netzwerken. Nicht zuletzt macht Mobbing auch nicht halt vor den eigenen vier Wänden. Viele Mobbingübergriffe finden innerhalb der Familie statt.

Mobbing

Das Wort Mobbing kennt jeder. Jede weiß auch gleich, was gemeint ist, wenn das Wort Mobbing fällt. Schikanieren, systematischer Psychoterror, seelische Drangsalierung. Mobbing ist weitverbreitet und überall, wo größere Menschengruppen (gezwungenermaßen) zusammen sind, wie zum Beispiel am Arbeitsplatz, in den Schulen, aber auch in Altersheimen und nicht zu vergessen, in den Sozial Medias.

Das Wort Mobbing kommt aus dem Englischen und bedeutet so viel wie Meute oder Pöbel. Das Wort „Mob" wurde auch als Synonym für das einfache, gewöhnliche Volk benutzt. Dieses Wort war besonders beliebt in Adelskreisen und im Bürgertum, für die arme Bevölkerung, sozusagen die Unterschicht, und war auch als Schimpfwort zu verstehen und gemeint. Heute ist dieses Wort nicht mehr in unserem Sprachgebrauch üblich. Wobei wir für die „Unterschicht" auch unschöne Wörter benutzen. Es hat sich an dem Schichtsystem also nicht viel verändert. Die Schichten haben nur andere Namen.

Im Arbeitsleben sind das die Schichten:

Arbeitgeber (Chef), Führungsebene (Leitender Angestellter), Mitarbeiter (ausführende Kraft)

Es gibt verschiedene Art und Weisen, wie gemobbt wird:

1. Verbal, zum Beispiel mit Beschimpfungen, Beleidigungen, lächerlich machen, demütigen.

2. Nonverbal, zum Beispiel jemanden konsequent und absichtlich zu ignorieren oder Informationen und Arbeitsunterlagen vorenthalten.

3. Physisch, zum Beispiel körperliche Gewalt. Meiner Meinung nach gehören auch sexuelle Übergriffe, wie Grapschen usw. dazu.

4. Psychisch, zum Beispiel Gerücht in Umlauf bringen, Androhung von Gewalt oder Verlust des Arbeitsplatzes.

Auslöser von Mobbing ist oftmals das ungleiche Machtverhältnis untereinander. Manche haben mehr Selbstbewusstsein und Skrupel, ihre Position zu verteidigen, oder besitzen ein größeres Ego. Andere dagegen besitzen keine „Ellenbogen" und haben es nicht gelernt, sich zu behaupten.

Manchmal wird „der Neue" als Eindringling angesehen oder hat einen unangenehmen Charakter und passt nicht ins bestehende Team, dann kann sich auch eine ganze Gruppe gegen einen stellen. So etwas passiert, wenn Mitarbeiter von verschiedenen Personalsachbearbeitern eingestellt werden.

Bulling

Bulling ist genau dasselbe wie Mobbing. Es gehört eher in die Businesssprache und verkörpert, meiner Meinung nach, genau das, was in vielen Unternehmen stattfindet. Vielleicht nicht so in den kleineren Betrieben, aber in den größeren auf jeden Fall. Da will jeder, ohne Rücksicht auf Verluste, die Karriereleiter erklimmen. Da wird geboxt und getreten, nach dem Fahrradfahrprinzip: *„Nach oben lächeln, nach unten treten.* Jeder steht unter Druck. Und das kann auf Dauer krank machen.

Mobbing unter den Mitarbeiter einer Schicht oder Ebene, nennt man horizontal-bulling. Mobbing von oben nach unten downward-bulling und Mobbing von unten nach oben upward-bulling.

Bossing

Der Druck geht immer von oben nach unten und wird in der „Druck-Kaskade" immer stärker. Bossing (downward-bulling) ist, wenn der Arbeitgeber seine Mitarbeiter mobbt bzw. die Führungsebene die Mitarbeiter.

Bossing ist gar nicht mal so selten. Der Arbeitgeber bedient sich besonders gerne mit psychischen Maßnahmen.

An oberster Stelle steht der Verlust des Arbeitsplatzes, gefolgt vom Nichtnachkommen von Gehaltsforderungen, Streichung von Urlaub, übergehen bei Beförderungen usw. Manche Arbeitgeber „*verheizen*" regelrecht ihre Mitarbeiter. Lasten ihnen Unmengen von Arbeit auf, die in kürzester Zeit erledigt werden muss, und „*wenn der Mohr seine Schuldigkeit getan hat, kann er gehen*". Selber erlebt habe ich auch übelste Beschimpfungen, mit anschreien, wie Rumpelstilzchen im Kreise springend, für Nichtigkeiten.

Die Führungsebene hat es besonders schwer, sie muss die Vorgaben von *„oben"* nach *„unten"* durchsetzen. Wenn das nicht funktioniert, werden sie mit Kompetenzentzug vom Arbeitgeber bestraft. Da ist es auch nicht verwunderlich, wenn da ein Mitarbeiter nicht funktioniert oder aus der Reihe springt, der Druck nach unten stärker wird. Das ist reine Physik. Andererseits muss sich der Mitarbeiter in der Führungsebene gegen die Kollegen wehren, die seinen Platz einnehmen wollen. Solche Mitarbeiter werden oft mit sinnlosen Aufgaben beschäftigt und so *„ruhiggestellt".*

Hier mal an alle Arbeitgeber und sogenannte Führungskräfte:

NICHT JEDER KANN FÜHREN!

Wenn Sie kein Packleader sind, lernen Sie, einer zu sein!

Denn wer die nötige Autorität besitzt und die nötige Ruhe ausstrahlt, hat es nicht nötig, seine Mitarbeiter zu mobben und somit hat Mobbing in Ihrem Unternehmen keine Chance. Es lebe der Teamgeist. Somit weiß jeder Mitarbeiter in Ihrer Firma, wo sein Platz ist, und es kommt nicht zu unnötigem Kompetenzgerangel. Okay, Wettbewerb untereinander ist ja gut und schön, aber die Energie, die für Mobbing flöten geht, kann man viel besser in das Unternehmen und die Arbeitsqualität einbringen. Ein zufriedener Mitarbeiter bringt Ihr Unternehmen zu Höchstleistungen, anderenfalls kann es passieren, dass er Ihnen Ihr Unternehmen kaputt denkt. Da können Sie noch so große Aufträge an Land ziehen, wenn Ihre Mitarbeiter nicht mitziehen. Es liegt an Ihnen, ob Mobbing in Ihrem Unternehmen eine Chance hat.

Staffing

Wie im oberen Kapitel schon erwähnt, hat es die Führungsebene besonders schwer, da sie an mehreren Fronten gegen Mobbing kämpfen muss. Einmal Bossing (downward-bulling) von oben, Mobbing unter den Führungskräften untereinander (horizontal bulling) und Staffing, von unten (upward-bulling). Es gibt immer einen, der an Ihrem Stuhl sägen will und Ihre Position einnehmen will.

Wer da in den Mühlstein kommt, kann nur verlieren.

Wer mobbt – Wer ist Täter

Was kann einen Menschen dazu bewegen, andere absichtlich zu drangsalieren und seelisch zu foltern. Die Gründe können ganz verschieden sein. So ist es manchmal keine Absicht oder der Mobber merkt nicht einmal, dass er mobbt. Zum Beispiel, wenn ein langjähriger Kollege das Unternehmen verlassen muss und er von einem neuen Kollegen ersetzt wird. Ich möchte an dieser Stelle das Mobben nicht beschönigen oder entschuldigen. Da wir auf der Arbeit über neun Stunden mit unseren Kollegen verbringen, also beinahe mehr Zeit als mit unserem Partner, kann es in solchen Fällen zu Verlustgefühlen kommen. Der neue Kollege, der für diese Situation nichts kann, kann den Platz des vorherigen Kollegen natürlich nicht ausfüllen. In diesen Fällen wird der neue Kollege oft ignoriert oder gemieden. In den meisten Fällen legt sich diese Form von Mobbing spätestens nach der ersten Betriebsfeier, wenn man sich besser kennen lernt.

Ein anderer Grund zu mobben ist, sein eigenes schwaches Selbstvertrauen abzulenken.

Andere strotzen nur vor Selbstbewusstsein und nutzen Schwächere brutal aus und benutzen sie als Blitzableiter für ihr eigenes Unvermögen.

Das heißt nichts anderes, dass jeder Täter werden kann, selbst wer einmal selber Opfer war.
Wahrscheinlich sind das die schlimmsten Täter, da sie am eigenen Leib gespürt haben, wie sich das Opfer fühlt.

Es kann für die Psyche eines Opfers ja gut sein, auch mal Täter zu sein, dennoch möchte ich jedem, der einmal Täter war, abraten in die Opferrolle zu schlüpfen. Er sollte lieber aus seiner Erfahrung profitieren, wie man nicht mit Menschen umgeht.

Jedem Täter ist hier gesagt, dass er gegen den ersten Artikel des Grundgesetzes verstößt!

Hier noch mal zur Erinnerung an uns alle:

§1GG, Absatz (1)

(1) Die Würde des Menschen ist unantastbar. Sie zu achten und zu schützen ist Verpflichtung aller staatlichen Gewalt.

Wenn wir andere Menschen mobben, verletzen wir die Würde des anderen Menschen. Also hören Sie auf, andere zu treten, hängen Sie sich lieber einen Sandsack auf und reagieren Sie sich dort ab.

Wer wird gemobbt – Wer sind die Opfer

Das typische Opfer wird in der bestehenden Literatur oft als ängstlicher unterwürfiger Typ beschrieben, jemand der kein oder sehr wenig Selbstvertrauen, eben kein Rückgrat hat.

Das anzunehmen, wäre sehr oberflächlich gedacht und nur von jemandem, der noch nie mit Mobbing in Berührung gekommen ist. Nein, jeder von uns kann jederzeit zum Mobbingopfer werden, egal mit wie viel Selbstvertrauen jemand ausgestattet ist. Sicherlich ist der ängstliche, unterwürfige Typ ein beliebtes Opfer, aber selbst der selbstbewussteste Typ verliert bei sozialer Ausgrenzung und dem nötigen Druck sein Selbstvertrauen und geht in die Knie.

Unter den Opfern findet man oft auch Mitarbeiter, die besonders ehrgeizig sind, besonders gut ausgebildet sind, sich mit der Arbeit identifizieren, ihren „eigenen Kopf" haben. Eigentlich alles, was Neider anlockt.

Wer Opfer von Mobbing ist, ist nicht schwach! Er ist nur mit der momentanen Situation überfordert und braucht Hilfe!

Mobbing kann allerdings auch selbstverschuldet sein. Zum Beispiel, wenn man in ein neues Unternehmen kommt und gleich am ersten Tag alles verändern will. Es kommt bei den neuen Kollegen nicht gut an, wenn man gleich an den Traditionen und festen Ritualen rüttelt, wie zum Beispiel den geliebten Radiosender verstellt oder altbewährte Arbeitsabläufe umstellt. Veränderung ist immer gut, nur warten Sie einen Moment, bis Sie sich ins Team eingefunden haben, Ihre Kollegen sich an Sie gewöhnt haben und Sie sich eingelebt haben. Dann hat auch keiner etwas gegen Veränderungen. Seien Sie in dieser Situation feinfühlig genug, um nicht diesen Fehler zu begehen.

Manchmal dreht das Opfer den Spieß um und wird zum Täter, was für das Selbstwertgefühl des ehemaligen

Opfers gut ist. Es ist aber nie gut, Gleiches mit Gleichem zu vergelten. Immerhin weiß er oder sollte es besser wissen, wie erniedrigend es sich in der Opferrolle anfühlt.

Warum wird gemobbt

Gemobbt wird aus vielen verschieden Gründen. Auslöser für Mobbing können unter anderem sein:

Konkurrenzkampf unter den Mitarbeitern verbunden mit dem Stress, den Arbeitsplatz nicht zu verlieren. Eine nicht funktionierende Kommunikationskaskade, schlechte Arbeitsstruktur- und Organisation, hervorgerufen von schlechter oder unzureichender Führung der Führungsebene. Wenn keiner genau weiß, wer welchen Aufgabenbereich zu übernehmen hat, sind die Mitarbeiter hoffnungslos überfordert. Mobbing kann auch durch ungerecht verteiltes Arbeitsvolumen und soziale Ungerechtigkeiten entstehen.

Zudem möchte jeder Erfolg haben und seine Aufstiegsmöglichkeiten nutzen. Wenn die Mitarbeiter führerlos sind und sich selbst überlassen werden, kommt es zu Kompetenzrangeleien. Da ist sich jeder selbst der Nächste.

Mobbing wird auch als Strategie der Geschäftsleitung eingesetzt, um Eigenkündigungen hervorzurufen und auf diesem Wege die Kündigungsschutzvorschriften samt den einhergehenden Abfindungszahlungen zu umgehen.

Zudem gibt es immer wieder Menschen, die einfach nur Macht über andere haben wollen, weil sie selber woanders, meistens zuhause, nichts zu sagen haben. Oder weil sie einen Minderwertigkeitskomplex haben.

Woran erkennt man Mobbing

Mobbing hat viele Gesichter und geht weit über allgemeines Lästern und Bürotratsch hinaus. Nicht hinter jedem Streit oder hinter jedem Getuschel ist Mobbing im Spiel. Nur wenn massiv und dauerhaft gegen eine Person oder Personengruppe negativ agiert wird, kann man von Mobbing ausgehen. Klare Anzeichen für Mobbing können alle Aktionen sein, die Sie verunsichern, einschüchtern und Ihnen schaden.

Solche Aktionen können zum Beispiel sein, dass man Sie völlig ignoriert. Keiner grüßt Sie und keiner erwidert Ihren Gruß. Oder Sie setzen sich zu Ihren neuen Kollegen in der Kantine an den Tisch und alle stehen auf und gehen.

Wenn Sie in Ihr Büro kommen und Ihre Kollegen hören schlagartig auf sich zu unterhalten. (Sie können davon ausgehen, dass Sie der Gesprächsstoff waren.)

Beliebt auf der Hitliste der Mobber ist das bewusste Nichtweiterleiten von Informationen, sodass Sie automatisch ins Fettnäpfchen treten und als dummer Depp vor ihrem Chef dastehen.

Ihre Informationen werden falsch wiedergegeben, alles, was Sie sagen und tun, wird auf die Goldwaage gelegt und Ihnen buchstäblich das Wort im Mund umgedreht. Sie haben nie Recht und können auch nichts und das lässt man Sie auch täglich spüren.

Da keiner mit Ihnen zusammenarbeiten will, stehen Sie alleine da, auf weiter Flur. Dafür bekommen Sie jeden noch so kleinen Fehler aufs Brot geschmiert und werden beim Chef deswegen denunziert.

Man geht Ihnen aus dem Weg und Sie sind Tratschthema Nummer eins. Sie können sicher sein, dass nichts Gutes über Sie geredet wird. Aber immer so, dass Sie mitbekommen, dass über Sie geredet wird.

Ihre Arbeitsunterlagen, Schreibutensilien oder ganze Dateien verschwinden.

Ihnen werden nur unwichtige Aufgaben oder besonders unliebsame Arbeiten zugeschustert. Davon aber sehr viel, die Sie in kürzester Zeit erledigen sollen. Liefern Sie Ihre Arbeiten ab, landen sie im Papierkorb.

Die Kreativität der Mobbingtäter ist ohne Grenzen.

Die Auswirkung von Mobbing auf den Betroffenen.

Die Druckspirale

Jeder, der Mobbing am eigenen Leib erfahren hat, wird mit mir einer Meinung sein, dass Mobbing weite Kreise zieht. Mobbing ist wie eine Würgeschlange, die ihr Opfer langsam mit immer stetigem Druck erstickt. Der Betroffene merkt es zuerst, dass er sich immer weniger auf seine Arbeit konzentrieren kann, weil andere Machenschaften ihn belasten. Zu Anfang kämpft er noch dagegen an, aber wenn die feindlichen Angriffe nicht nachlassen, sinkt die Motivation. Angstgefühle kommen auf, weil er es niemandem recht und nichts richtig machen kann und sich selber nichts mehr zutraut. Er hat das Gefühl, er kann niemandem trauen. Er fühlt sich alleingelassen und einsam. Die Versagensängste steigen. Das Selbstbewusstsein und das Selbstwertgefühl sinken und schwinden ganz. Der Betroffene ist wie in einer Lähmung gefangen. Der

Druck wird mit jedem Angriff stärker. Der Körper reagiert auf den Druck mit Krankheit. Die Folgen sind Krankschreibung, was zuerst für den Betroffenen als Wohltat oder Erlösung erscheint, jedoch den psychischen Druck letztendlich nur noch verstärkt. Der Betroffene sieht in dieser Situation nur einen Ausweg seinen Peinigern zu entgehen – die Kündigung. In besonders schlimmen Fällen, wenn der Betroffene nicht einmal von Freunden oder der Familie Unterstützung erhält, kann es sogar zum Suizid kommen.

Was macht Mobbing mit unserm Körper und unserer Seele

Die Auswirkung von Mobbing auf unseren Körper ist sehr verschieden. Im Allgemeinen reagiert unser Körper auf Mobbing mit Schlaflosigkeit, Magenschmerzen, Kopfschmerzen, aber auch, nicht zu unterschätzen, mit Herzrhythmusstörungen und Essstörungen. Eigentlich alles, was in der Medizin als psychosomatisch diagnostiziert wird. Der Körper wehrt sich mit allem, was er hat, gegen die momentane Situation, da unser Geist immer noch den Willen der Pflichterfüllung hat und aufrechterhält. Unser Bauchgefühl aber sagt uns, dass die momentane Situation nicht gut für uns ist. Wenn wir unser „Bauchgefühl" konsequent ignorieren, zieht unser Körper die „Reißleine" und macht mit dem Ganzen Schluss. Der Zusammenbruch physisch oder psychisch ist unvermeidbar. Leider wird sich aus Angst, als

Hypochonder abgestempelt zu werden, auf die Warnsignale von Körper und Seele hinweggesetzt.

Die psychischen Auswirkungen von Mobbing können zum Beispiel Konzentrationsschwäche, Motivationslosigkeit sein. Sie haben Angst zur Arbeit (Schule) zu gehen, sind depressiv, sind unausgeglichen, nicht mehr psychisch belastbar. Da die Probleme des Betroffenen oft das Privatleben überschatten, kommt es zudem zu Streitereien in der Familie oder Partnerschaft.

Falls Sie irgendwelche dieser Symptome oder noch andere dieser Art an sich bemerken, gehen Sie zu einem Arzt, sprechen Sie mit einer Person Ihres Vertrauens, Freund oder Partner. Es geht um Ihre Gesundheit und Ihre Lebensqualität. Was nützt Ihnen das nutzlose Leiden, wenn Sie davon irgendwann ein psychisches Wrack sind und Sie deswegen in die Frührente gehen müssen. Mobbing ist eine unzumutbare Stressbelastung, die sich gesundheitsschädlich und anhaltend auf Ihren Körper

auswirken kann.

Was kann man gegen Mobbing machen

Gegen Mobbing kann man sich wehren. Es erfordert natürlich etwas Mut. Holen Sie sich Unterstützung aus Ihrem Freundeskreis und der Familie. Verschweigen Sie Ihre Probleme nicht und fügen Sie sich keinesfalls in die Opferrolle. Sie sollten sofort handeln, wenn Sie das Gefühl haben, dass Sie gemobbt werden. Wägen Sie aber vorher auf jeden Fall die Situation ab.

Wie sollten Sie vorgehen:

Wenn Sie das Gefühl haben gemobbt zu werden, sehen Sie nicht einfach darüber hinweg. Seien Sie weiter freundlich zu Ihrem Umfeld, aber nicht übertrieben. Denn das würde den Mobber nur bestärken. Seien Sie höflich, freundlich, aber bestimmend.

Sprechen Sie Ihren Peiniger direkt an. Seien Sie dabei taktvoll, damit er nicht das Gefühl hat, denunziert zu werden. Sie werden sehen, dass er (sie) ganz schnell kleinlaut wird und dass es ja gar nicht so gemeint war. Mobber sind oft selber unsichere Menschen, sogenannte Angstbeißer. Mit Ihrer Angst wächst deren Selbstwertgefühl. Also unterstützen Sie sie nicht. Wehren Sie sich. Sprechen Sie offen und ehrlich mit Ihrem Widersacher. Sie werden sehen, dass verschafft Ihnen Respekt und Ansehen. Seien Sie nach der Aussprache nicht nachtragend.

Führen Sie ein „Mobbing-Tagebuch" Dokumentieren Sie sich genau die Mobbingattacken mit Zeit, Datum und beteiligten Personen. Das könnte Ihnen bei einer Aussprache mit der Geschäftsleitung helfen, Ihren Standpunkt darzustellen. Von Videoaufnahmen mit dem Handy würde ich Ihnen abraten, da heimliche Mitschnitte ohne vorherige Erlaubnis der Beteiligten nicht zulässig ist.

Gehen Sie, wenn möglich, Ihren Mobbern aus dem Wege. So können Sie Angriffen ausweichen und Kraft schöpfen.

Vertrauen Sie sich Ihrer Familie und Freunden an. Holen Sie sich Unterstützung durch andere Kollegen oder dem Betriebsrat. Sprechen Sie mit Ihrem Arbeitgeber. Informieren Sie sich über das Thema Mobbing. Suchen Sie Rat bei Selbsthilfegruppen, Mobbingberatungsstellen oder in der Kirche. Je länger Sie Probleme verschweigen, desto größer ist der Leidensdruck. Sie sind nicht schwach, nur weil Sie mit dieser Situation überfordert sind!

Umgeben Sie sich nur mit schönen Dingen. Dingen an denen Sie eine schöne Erinnerung haben. Trennen Sie sich von allen Dingen (Geschenken), an denen Sie keine schöne Erinnerung haben. Gestalten Sie Ihre Freizeit schön. Gehen Sie Ihrem Hobby nach. Machen Sie Sport. Das alles stärkt Sie.

Schweigen Sie nicht! Lassen Sie es sich nicht gefallen, dass andere versuchen Sie kleinzukriegen. Denken Sie stets daran: Es ist Ihre Gesundheit, die auf dem Spiel steht, und Ihre Lebensqualität. In diesem Fall gilt: Schweigen ist Blech – reden ist Gold.

Prävention

Vor Mobbing kann man sich nur schützen, indem man den Tätern keine Chance bietet, sich zum Opfer machen zu lassen, und sofort einschreitet beziehungsweise sofort Paroli bietet.

Bei den ersten Anzeichen von Mobbing sind, in erster Linie, die Vorgesetzten gefragt. Dafür sind ein gut geschulter Personalrat und Menschenkenntnis der Führungsebene/des Arbeitgebers Voraussetzung.

Der Vorgesetzte sollte sofort handeln und ein Gespräch mit Opfer und Täter suchen und jeden Mobbingversuch im Keim ersticken. Schwieriger gestaltet es sich, wenn die eine Konfliktpartei der Vorgesetzte oder der Arbeitgeber selber ist. Darüber hinaus ist der Arbeitgeber verpflichtet, seine Mitarbeiter vor Schaden zu bewahren und ihre Gesundheit zu schützen. Ansonsten verstößt er gegen seine Fürsorgepflicht und das Persönlichkeitsrecht seiner Mitarbeiter.

Rechtliche Schritte

Zu allererst eine schlechte Nachricht: Mobbing ist nicht strafbar. Damit der Betroffene zu seinem Recht kommt, empfiehlt es sich auf jeden Fall rechtlichen Beistand aufzusuchen. Diese Maßnahme können Sie ergreifen, wenn alle anderen Gespräche in Ihrem Unternehmen, mit den betroffenen Personen, dem Personalrat und dem Arbeitgeber gescheitert sind und es keine andere Lösung gibt zu seinem Recht zu kommen.

Vor Gericht gilt die Beweispflicht. Da kommt Ihr Mobbing-Tagebuch zu tragen. Auch wenn Mobbing nicht strafbar ist, sind es Nötigung, Beleidigung, Diebstahl oder Körperverletzung sehr wohl.

Wer mobbt, verstößt gegen die Grundrechte. Es gibt Schutzrechte, die den Opfern von Mobbing eine rechtliche Handhabung ermöglichen. Sie haben das Recht, sich zu beschweren (§ 84 BetrVG)

Wenn Sie aus ethischen Gründen gemobbt werden,
zum Beispiel wegen Ihrer Religion, Behinderung,
Geschlecht, Herkunft, Hautfarbe, sexueller Identität
usw., verstößt der Mobber gegen das
Gleichbehandlungsgesetz
(AGG/Antidiskriminierungsgesetz)

Wenn der Arbeitnehmer mobbt

Zuerst ist der Arbeitgeber in der Pflicht seine Mitarbeiter vor Schaden zu bewahren und deren Gesundheit zu schützen. Ihm stehen bestimmte rechtliche Möglichkeiten zur Verfügung, um Mobbing aus seinem Unternehmen zu verbannen. Wenn er dem nicht nachkommt, verstößt er gegen seine Fürsorgepflicht und die Persönlichkeitsrechte seiner Mitarbeitet. (Artikel 1 – 3 Grundgesetz/GG)

Was die meisten Arbeitnehmer nicht wissen: Wer mobbt, verstößt gegen seine arbeitsvertraglichen Nebenpflichten. Daraus geht auch hervor, dass Sie alles unterlassen müssen, was Ihrem Arbeitgeber Schaden zufügen könnte. Das schließt krankheitsbedingte Ausfallzeiten, die Sie durch Mobbing verursachen, mit ein. Derjenige, der seine Nebenpflichten verletzt, muss mit einer Reaktion von Seiten seines Arbeitgebers rechnen.

Die mildeste Strafe ist eine Verwarnung mit der Aufforderung künftig den Kollegen nicht mehr zu mobben. Falls das nicht fruchtet, kann der Mobber eine Abmahnung bekommen. Die Abmahnung erhält der Arbeitnehmer schriftlich. Darin wird das Vergehen beschrieben und er gleichzeitig aufgefordert, sein Fehlverhalten zu ändern. Zudem werden weitere Konsequenzen angedroht. Diese Konsequenzen können eine Versetzung oder sogar im extremen Fall die Kündigung sein.

Wenn der Arbeitgeber mobbt

Wenn der Arbeitgeber selber seine Mitarbeiter mobbt oder nichts gegen Mobbing unternimmt, verstößt er gegen seine Fürsorgepflicht. Er ist auch verantwortlich für Mobbinghandlungen von Vorgesetzten. Somit verstößt er gegen den Arbeitnehmeranspruch auf Schutz vor Diskriminierung und auf freie Entfaltung seiner Persönlichkeit und es kann daraus ein Schadensersatzanspruch zugunsten des Arbeitnehmers entstehen. Hierzu bitte ich Sie vorher unbedingt mit Ihrer Rechtsberatung zu sprechen.

Eines muss Ihnen klar sein, wenn Sie wegen Mobbing gegen Ihren Arbeitgeber vorgehen, wird es zu einem Spießrutenlauf. Das weitere Arbeiten in diesem Unternehmen wird sehr schwierig bis geradezu unmöglich. Wenn Sie an diesem Punkt angekommen sind, sind Sie sowieso mit Ihren Nerven am Ende.

Entscheiden Sie nach Ihrem Bauchgefühl, wie es weiter gehen soll.

Lassen Sie es nicht so weit kommen. Wehren Sie sich. Tun Sie etwas für Ihr Selbstbewusstsein. Wenn Sie nichts tun, bestärken Sie den Mobber in seinem Tun und er hört nie auf. Er wird sich immer ein Opfer suchen. Legen Sie ihm sein Handwerk, denn es ist Ihre Gesundheit, die auf dem Spiel steht, und Ihre Lebensqualität. Helfen Sie anderen, indem Sie eingreifen und nicht wegschauen.

Burn-out-Syndrom

Den Begriff Burn-out liest und hört man immer wieder in den Medien. Er steht für einen Zustand der völligen Erschöpfung. Menschen, die an Burn-out leiden, werden gerne belächelt und als Hypochonder oder Weicheier abgestempelt. Der Begriff Burn-out ist kein neumodischer Begriff für Spinner, sondern schon seit den 70er Jahren bekannt. Durch steigenden Termindruck, ständiger Erreichbarkeit, Fremdbestimmung in der Freizeit, fehlende Ruhezeiten und Doppelbelastungen ist es kein Wunder, dass viele Menschen unter dieser Belastung zusammenbrechen.

Die Zahl der Betroffenen steigt rapide an. Vor 20 Jahren waren Personen mehr aus den Führungspositionen betroffen, heute kann es jeden Arbeitnehmer treffen. Es ist auch nicht mit der sogenannten Midlife-Crisis zu verwechseln, wo gleichfalls Männer und Frauen von diesem Krankheitsbild betroffen sind. Obwohl die Zahl der Betroffenen alarmierend steigt, ist Burn-out nicht als offizielle psychische Erkrankung anerkannt. Es ist eben nicht messbar.

Ursachen für Burn-out

Burn-out wird von uns selber verursacht. Der Anreiz auf mehr Verantwortung, Macht, um dadurch sein Ansehen und seine Lebensumstände zu verbessern, ist groß. Wir werden von klein auf angehalten, besser und schneller als andere zu sein. Der Wettbewerb im Arbeitsdschungel ist groß und hat keinen Platz für Verlierer. Wir wollen alles unter einen Hut bringen, Job, Familie, Partnerschaft, Freizeit. Dabei haben wir den innerlichen Zwang, auf allen Gebieten gut, wenn nicht sogar perfekt, zu sein.

Sie wissen genau, dass man nicht auf zwei Hochzeiten tanzen kann oder dass man sich nur auf eine Sache konzentrieren kann, da man die zweite zwangsläufig vernachlässigt. Obwohl wir das alle wissen, wollen wir aber trotzdem überall gut sein und gleichzeitig und jedem gerecht werden. Da das nicht geht, jedenfalls langfristig nicht ohne Konsequenzen, ignorieren wir das demonstrativ, bis unser Körper uns, in Form von Erschöpfung und Krankheit, die Quittung überreicht. Schönen Dank auch!

Burn-out-Strudel

Der Weg zum Burn-out fängt langsam und schleichend an. Anfangs merkt man gar nicht, dass man beginnt in den Strudel von Burn-out zu geraten. Wie eine Schneeflocke zum riesigen Schneeball wird, fängt Burn-out langsam, schleichend und unbemerkt an.

Hier zeige ich Ihnen an einem fiktiven Beispiel, wie Sie in einen Burn-out-Strudel geraten können. Die fiktive Person in diesem Beispiel ist Birgit. Birgit ist 28 Jahre alt, verheiratet und hat zwei Kinder. Eines ist schon in der Schule, das andere ist noch im Kindergarten. Birgits Elternzeit ist jetzt vorbei und sie beginnt einen Neustart im Berufsleben bei einem neuen Arbeitgeber. Birgit arbeitet hauptsächlich, um die Familienkasse aufzubessern, ist aber auch froh, wieder am Berufsleben teilzunehmen. Daher hängt sie sich auch sehr in ihren neuen Job rein. Macht die eine oder andere Überstunde und ist in ihrer Freizeit telefonisch erreichbar. Birgit fühlt sich wunderbar, hat aber, da sie auch Mutter ist, ein schlechtes Gewissen gegenüber ihren Kindern. Um auch am Alltag ihre Kinder teilzuhaben, hat Birgit in der Schule und im Kindergarten ein Elternvertreter-Amt übernommen. Birgits Zeit ist ausgefüllt mit Kinder in die Schule und den Kindergarten bringen, topp im Job zu sein, Kinder abholen, einkaufen, den Haushalt in Ordnung zu halten, Kochen, Sport, Partnerschaft, Freizeitaktivitäten am Wochenende usw. Birgit wird immer erschöpfter und wird krank. Da sie Angst hat, ihren Job zu verlieren, geht sie weiter arbeiten. Birgit merkt, dass sie alles langsam nicht mehr unter einen Hut bekommt und ihr einiges zu entgleisen droht. Birgit fühlt sich gefangen in ihrem Leben. Sie möchte am liebsten ihre Koffer nehmen und wegfahren. Sie kämpft gegen das Gefühl an und nimmt regelmäßig Schmerztabletten gegen ihre ständigen Kopfschmerzen. Auf Alarmsignale ihres Körpers oder gut gemeinte Ratschlägen aus ihrem Umfeld hört sie nicht mehr, aus Angst sie könnte versagt haben oder nicht jeden gerecht werden. Nicht nur Birgits Umfeld, auch sie selber merkt die Veränderung an ihr. Birgit ist gestresst, kann nicht mehr schlafen. Daher nimmt sie Schlaftabletten, wodurch sie tagsüber übermüdet ist und auf alles gereizt reagiert. Birgit fühlt sich leer und ausgebrannt und merkt selber, dass sie nichts mehr auf die Reihe bekommt. Da sie sich nicht helfen lassen will, wird sie immer öfter krank und fällt dadurch in eine Depression, aus der sie aus eigener Kraft nicht mehr alleine herauskommt. Birgit ist inzwischen 45 Jahre und ihr droht Frührente wegen Erwerbsunfähigkeit.

Zugegeben, ich habe diese Geschichte überspitzt dargestellt. Aber so kann es einem passieren, wenn man die Anzeichen nicht erkennt und rechtzeitig die Reißleine zieht. Hektik und Stress lauern hinter jede Ecke. Wir alle sind psychischen Belastungen und womöglich Mobbing ausgesetzt. Da wir in unserer modernen Welt Zugang zu vielen Dingen haben, wollen wir auch überall daran teilhaben. Dabei ist oft weniger mehr. Seien Sie wachsam. Es ist Ihre Gesundheit, die Sie aufs Spiel setzen. Es trauert Ihnen niemand hinterher, wenn Sie aus Ehrgeiz und Stolz Ihre Gesundheit riskieren. Denken Sie immer daran: In der Arbeitswelt ist jeder und zu jederzeit ersetzbar!

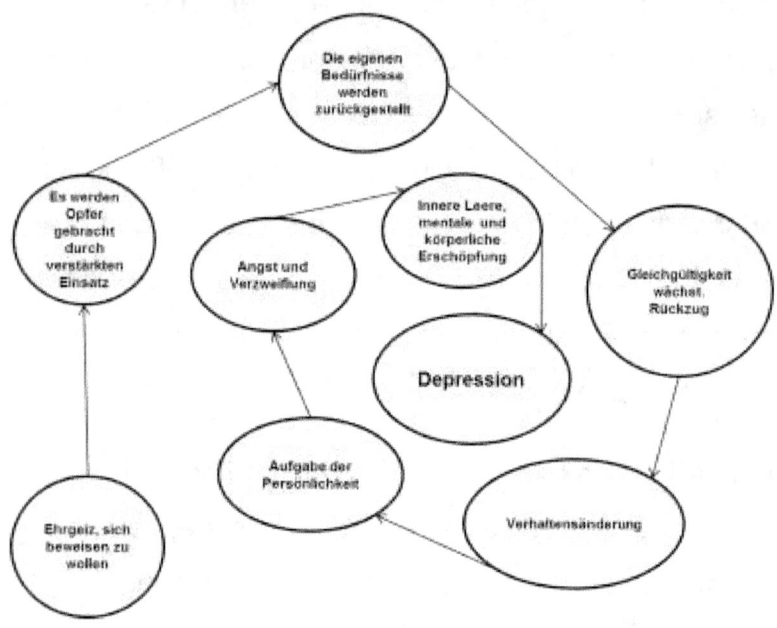

In diesem Schaubild können Sie die Phasen des Burn-out-Strudels noch mal verinnerlichen. Es ist zwischen grenzenlosem Ehrgeiz und gesundem Erfolg nur eine Gratwanderung.

Wer ist Burn-out-anfällig?

Besonders anfällig für Burn-out sind zum Beispiel junge Arbeitnehmer und Arbeitnehmer, die nach einer Pause in den Beruf wieder zurückkehren. Aber auch Arbeitnehmer aus allen Pflegeberufen, Telefonisten, Erzieher und Personen aus dem pädagogischen Bereich sind davon betroffen. Erschreckend ist auch, dass Frauen öfter betroffen sind als Männer. Das liegt sicherlich am Selbstbewusstsein, das viele Frauen immer noch zu wenig haben.

Anfällig sind auch Personen, die nicht Nein sagen können, ein ausgeprägtes Helfersyndrom haben, Personen mit zwanghaftem Perfektionismus und krankhaftem Ehrgeiz. Allerdings auch diejenigen, die keine Arbeit abgeben oder nicht delegieren können. Auf mehreren Schultern kann eben mehr Last getragen werden als auf wenigen. Im Allgemeinen sind Menschen, die Burn-out-gefährdet sind, oft hochengagiert und sehr motiviert. Natürlich sind Personalkosten für ein Unternehmen immense Kosten. Durch die so eingesparten Kosten kann ein Unternehmen zwar stürmische Zeiten überstehen, aber eine Dauerlösung ist das auf gar keinen Fall. Unüberlegte Einsparungen von Personal gehen auf die Gesundheit der Arbeitnehmer, die das Unternehmen aufrechterhalten. Dem Unternehmen kostet es viel mehr Geld, wenn er für kranke Arbeitnehmer zahlen muss, die die anfallende Arbeit nicht erledigen und gewinnbringende Aufträge nicht bearbeiten können.

Was passiert bei Burn-out mit unserem Körper und mit unserer Seele

Das Beängstigende am Burn-out ist, dass es sich schleichend entwickelt. Es ist leider nicht so wie bei einem verhobenen Rücken, eben noch alles gut und plötzlich ist der Hexenschuss da. Erst nach mehreren Jahren der Überbelastung ist die körperliche Batterie leer und die Betroffenen fallen wie ein Kartenhaus buchstäblich in sich zusammen. Die körperlichen Symptome wurden über die Jahre ignoriert und mit Schmerzmitteln betäubt. Ihre Seele begehrt schon lange auf, etwas zu ändern, Ihr Körper warnt Sie auch. Immer häufiger werden Sie krank. Oft leiden die Betroffenen an psychosomatischen Erkrankungen, wie auch an anderen körperlichen Beschwerden. Wir funktionieren nur noch, angetrieben von der Monotonie des Alltags, dem man meint nicht entkommen zu können, weil „man das nicht macht" oder „ Das muss ich selber erledigen". Wir neigen nun mal dazu, uns mehr aufzubürden als für uns gut ist. Oft geht es ja auch gut, wenn die Überlastung von kurzer Dauer ist. Wir machen immer weiter, bis der rote Bereich überschritten wird. Dann fragen wir uns: „ Wie konnte das nur passieren?" Wenn wir von dem Burn-out-Strudel erst einmal erfasst werden, merken wir es anfangs überhaupt nicht. Bis Sie eines Tages körperlich und geistig völlig erschöpft sind und wie ein Häufchen Elend in der Ecke sitzen. Spätestens jetzt brauchen Sie Hilfe. Lassen Sie es zu, dass man Ihnen hilft.

Symptome

Symptome für eine Burn-out-Erkrankung gibt es viele. Man kann sie in drei typische Kategorien aufteilen

1. Alle Störungen Ihres Gemüts. Also alles, was Sie seelisch, emotional oder nervlich unbewusst belastet. Diese psychischen Störungen könnten unter anderem sein:

- Schlafstörungen, das heißt, Sie haben Probleme beim Ein-, Durch- oder Ausschlafen. Sie sind sozusagen ruhelos.

- Angst bis hin zur Panikattacke.

- Partnerschaftskrisen

- Appetitlosigkeit oder Frustessen

- Sie fragen sich nach dem Sinn des Lebens

- Geistige Erschöpfung

- Depression

2. Alle körperlichen Schmerzen, die von Ihrer gepeinigten Seele kommen. Das bedeutet, dass der seelische Leidensdruck durch unseren Körper ausgedrückt wird. Hier gibt es ein breites Spektrum an Symptomen, die unser Körper hervorbringt. Da wir alle unterschiedlich sind, reagiert auch jeder Körper anders auf seelischen Druck. Typisch für psychosomatische Störungen bei Burn-out sind

- Bluthochdruck

- Kopfschmerzen bis hin zu Migräneanfällen

- Magen-Darm-Erkrankungen

- Herzrhythmusstörungen

Gerade bei psychosomatischen Erkrankungen ist es schwierig die Ursache zu finden. Oft gibt es keine Erklärung oder einen Grund, warum eine Person so oft von Kopfschmerzen oder Maren-Darm-Erkrankungen heimgesucht wird. Dass das ein seelischer Hilferuf ist, kommt vielen leider nicht oder viel zu spät in den Sinn. Es ist auch für einen Arzt schwer zu diagnostizieren. Deshalb ist es auch so wichtig, dass Sie immer in sich hineinhören und auf Ihr Bauchgefühl hören.

3. Alle sichtbaren, fühlbaren körperliche Erkrankungen

- Allergien

- Tinnitus

- Hörsturz

- Schmerzen aller Art (Rücken, Nacken, Knie usw.)

- Reizdarm

Auch hier gilt für Sie, nicht jeder, der Rückenschmerzen hat und ausgepowert ist, leidet an Burn-out. Sowieso, wenn Sie an einem der oben aufgeführten Symptome akut beziehungsweise chronisch leiden, gehen Sie bitte zu Ihrem Arzt des Vertrauens. Sprechen Sie ihn auf Ihre Lebenssituation an und dass Sie einen Verdacht auf Burn-out haben. Ihr Arzt wird Sie vielleicht zur Abklärung zu einem Spezialisten, dem Psychiater, weiterleiten. Nehmen Sie diese Chance wahr. Glauben Sie mir, nur wer zu einem Psychiater geht, ist nicht bekloppt. Es ist eine wertvolle Hilfe, die eine neue Sicht auf Ihr Leben wirft, damit für Sie das Leben wieder lebenswert ist.

Wenn Sie sich nicht sicher sind, ob Sie eventuell an Burn-out leiden oder doch nur an einem Zipperlein des Alters, dann nehmen Sie sich die Zeit und beantworten Sie sich diese Fragen.

- Haben Sie das Gefühl, die Arbeit wächst Ihnen über den Kopf?
- Reißt Ihnen öfter der Geduldsfaden?
- Sind Sie oft traurig?
- Sind Sie in Ihrer Freizeit zu erschöpft, um etwas anderes zu unternehmen?
- Sind Sie in der letzten Zeit öfter erkrankt als sonst?

- Sind Sie in Ihrer Freizeit lieber alleine als unter Freunden?
- Ertränken Sie Ihre Probleme in Alkohol, um zu entspannen?
- Haben Sie Probleme mit dem Ein-, Durch- oder Ausschlafen?
- Sind Sie telefonisch immer zu erreichen?
- Fühlen Sie sich ausgebrannt?
- Sind Sie ruhelos?
- Plagen Sie Zukunfts- oder Versagensängste?
- Ist das Leben für Sie zwecklos?
- Brauchen Sie Schlaf- oder Beruhigungsmittel, um über den Tag beziehungsweise durch die Nacht zu kommen?

- Gehen Sie gerne zur Arbeit?
- Haben Sie Spaß an dem, was Sie machen?
- Haben Sie Lebensfreude?
- Genießen Sie Ihre freie Zeit?

- Können Sie sich vorstellen, dass sich etwas für Sie in der Zukunft positiv verändert?
- Haben Sie Ziele für Ihre Zukunft?
- Können Sie sich entspannen?
- Ist in Ihrem Leben Platz für Zweisamkeit?
- Können Sie mit Ihren Freunden und Ihrem Partner offen über Probleme sprechen?
- Stehen Ihre Freunde und Ihr Partner hinter Ihnen?
- Können Sie sich in Ihrem Urlaub entspannen und Energie tanken?
- Fühlen Sie sich geliebt?

Die oberen Fragen sollten Sie mit einem Nein und die unteren Fragen mit einem bedingungslosen Ja beantworten können. Falls Sie die oberen Fragen eher mit Ja und die unteren mehr mit Nein beantworten müssen, dann sollten Sie unbedingt kompetente Hilfe suchen.

Was Sie gegen Burn-out tun können

Wenn Sie meinen, Sie leiden an einem Burn-out, dann vertrauen Sie sich Ihrer Familie und Ihren Freunden an und gehen Sie schnellstmöglich zu einem Arzt und lassen Sie sich helfen. Lassen Sie sich krankschreiben. In Deutschland bekennen sich immer mehr Menschen zu ihrer psychischen Erkrankung. In einem Langzeitvergleich der DAK kann man erkennen, dass sich die Fehltage für psychische Erkrankungen in Niedersachsen seit dem Jahr 2000 verdoppelt haben. Die Zeit des Verheimlichen und Verschweigens ist vorbei. Lernen Sie ein bis zwei Gänge runterzuschalten und sich auf das Wesentliche zu konzentrieren. Nämlich auf sich selber und Ihre Gesundheit. Sie leben schließlich nur einmal. Leben Sie das Motto „Weniger ist mehr – aber mehr Lebensqualität".

Die Selbsterkenntnis ist nicht leicht und trifft einen sicherlich plötzlich und unerwartet. Nehmen Sie sich eine „Auszeit" und machen Sie eine Therapie. Lernen Sie mit Ihren Problemen umzugehen und was Sie in Ihrem Leben ändern können und müssen, damit das Leben für Sie wieder lebenswert wird. Nur zuhause bleiben und versuchen sich „auszuruhen" oder „den Kopf freibekommen" ist in den meisten Fällen nicht möglich. Personen mit Burn-out können sich nämlich nicht ausruhen, da sie immer und ständig das Gefühl haben, ihre freie Zeit mit anderen Aktivitäten füllen zu müssen. Um aus dem Hamsterrad aussteigen zu können, brauchen Sie jemanden, der gelernt hat, Ihr Rad kontrolliert anzuhalten.

Wenn Sie einen Betroffenen in Ihrem Umfeld haben, beziehungsweise wo Sie einen Verdacht haben, derjenige könnte von Burn-out betroffen sein, versuchen Sie mit ihm darüber zu sprechen und ihn zu überzeugen, sich Hilfe zu holen. Ich denke, das ist ziemlich schwer, da der Betroffene sich sicherlich weigert sich einzugestehen, dass er ein Problem hat, und in sein Unglück rennt. Bedenken Sie, dass der Betroffene wahrscheinlich ziemlich heftig reagieren könnte und ihre Freundschaft oder Partnerschaft könnte zerbrechen. Bitte geben Sie nicht auf, helfen Sie Ihren Mitmenschen, seien Sie da, wenn jemand Sie braucht. Es ist fast so, wenn Sie einem Freund mit seinem hohen Alkoholkonsum auf ein mögliches Suchtproblem konfrontieren.

Lernen Nein zu sagen, Grenzen ziehen – Blickrichtung auf die eigenen Bedürfnisse, gesunder Egoismus, Selbstvertrauen stärken, nicht erreichbar sein, Arbeit fängt vor der Haustür an und hört vor der Haustür auf, eigenverantwortlich sein, lernen mit Stress umzugehen

Therapie, lernen Grenzen zu ziehen, sich der Realität zu entziehen, ist keine Alternative

Prävention

Damit es erst gar nicht so weit kommt, können Sie selber viele Dinge tun. Prävention für Burn-out hilft aber nur, wenn Sie selber aktiv frühzeitig etwas unternehmen.

1) Schalten Sie mal einen Gang runter und wirken Sie somit dem Stress entgegen. Müssen Sie wirklich immer erreichbar sein? Schalten Sie Ihr Handy zuhause am besten aus und lassen Sie Ihren Laptop zugeklappt. Bedenken Sie, Arbeit fängt vor der Haustür an und hört vor der Haustür auf. Anfangs wird es Ihnen schwerfallen, nicht doch noch einmal Ihre SMS's und Mails zu checken, doch wenn Sie erst einmal Ihren Entzug durchgemacht haben, werden Sie merken, wie schön das ist und wie viel Zeit Sie für andere schöne Dinge haben.

2) Lernen Sie Ihren Stress im Alltag zu mindern oder damit besser umzugehen. Ich weiß, das ist leichter gesagt als getan. Wie Sie Stress aus dem Weg gehen und was Sie dagegen tun können, erfahren Sie weiter unten im nächsten Kapitel.

3) Nehmen Sie sich die Zeit und hören Sie in sich hinein. Wie geht es Ihnen, was fehlt Ihnen. Hören Sie auf Ihr „Bauchgefühl", wenn Sie ein Unwohlsein spüren. Unser „Bauchgefühl" trügt uns nie. Wir haben nur verlernt dieses Gefühl zu beachten. Den sogenannten sechsten Sinn spüren wir oft an Orten, wo man nicht gerne ist oder Dinge tun muss, die man nicht mag.

4) Arbeiten Sie daran, in bestimmten Situationen „Nein" zu sagen. Finden Sie einen diplomatischen Weg, sich nicht alles überbügeln zu lassen, ohne bockig zu wirken, denn wer fleißig ist, bekommt oft noch mehr aufgeladen. Das ist sicherlich auch ein positives Zeichen, denn man traut Ihnen die neuen Projekte zu. Nur

lassen Sie sich nicht zu einem Packesel abstempeln. Sagen Sie rechtzeitig Stopp. Sagen Sie Ihrem Vorgesetzen offen und ehrlich, was Sie schaffen können oder was nicht. Fragen Sie nach der Priorität der Projekte. Diese offene Aussprache macht mehr Eindruck auf Ihre Vorgesetzen, als wenn Sie die übertragenen Aufgaben nur halbherzig und eventuell fehlerhaft abgeben. Außerdem nimmt das eine Menge Stress und Druck von Ihnen.

5) Dieser Punkt ist ganz wichtig! Haben Sie Spaß bei der Arbeit. Seien Sie nicht so verbissen und werden Sie gelassener. Lachen Sie mal. Sie werden sehen, wie gut das Ihnen und Ihren Kollegen tut.

6) Schaffen Sie sich Freiräume. Orientieren Sie sich an schönen Dingen, setzen Sie kleine Highlights in Ihre Freizeit, auf die Sie sich freuen können.

7) Entspannen Sie sich regelmäßig. Das können Sie machen, wie es Ihnen am besten erscheint.

Schon wenige Minuten Autogenes Training wirken Wunder. Auch ein kleiner Spaziergang kann wohltuend sein. Wichtig dabei ist nur, dass Sie sich in dieser Zeit konzentriert Ihrer Entspannung widmen.

8) Sprechen Sie mit Ihrem Partner über Ihren Arbeitstag. So kann man sich den Frust von der Seele reden und kann seinen wohlverdienten Feierabend genießen.

9) Nehmen Sie sich Zeit für Ihren Partner, Ihre Freunde. Wenn Sie angenehme Menschen um sich haben, die Ihnen zuhören und Sie unterstützen, ist das wie eine Massage Ihrer Seele.

10) Achten Sie auf eine gesunde Ernährung und ausreichend Schlaf.

Sie sehen, Sie können viel zum Schutz Ihrer Gesundheit beitragen. Allerdings sind auch die Arbeitgeber gefragt. Produktionsausfälle wegen psychischen Erkrankungen gehen in Deutschland in

Milliardenhöhe. Hier ist der Arbeitgeber mit gesundheitsfördernden Schutzmaßnahmen gefragt. Nur in einem „gesunden Arbeitsklima" kann der Arbeitnehmer Großes leisten. Hier ist eine gut geschulte Führungsebene gefragt, damit die Arbeit gleichmäßig verteilt wird und keine Überlastung zustande kommt.

Stress

Stress kennt jeder und jeder ist betroffen. Die Hektik des Alltags ist gegenwärtig. Durch den gewollten Fortschritt sind wir dem Termindruck und dem Wettbewerb gnadenlos ausgeliefert. Dazu kommen die ständigen Konkurrenzkämpfe mit Kollegen, geforderte hohe Leistungsbereitschaft, hohe Anforderungen, Angst vor Problemen oder sie nicht lösen zu können, bis hin zu Existenzängsten. Das alles und noch viel mehr führt dazu, dass wir Stress empfinden. Also alles, was wir auf den ersten Blick nicht lösen können. Mancher wird vom Stress der Kollegen angesteckt. Das heißt, Sie selber haben bei Ihren momentanen Aufgaben keinen Stress, aber dadurch, dass Ihre Kollegen gestresst, wie kopflose Hühner herumlaufen, überträgt sich deren Stress automatisch auf Sie.

Die Hektik des Alltags macht nicht vor der Freizeit halt. Auch hier lauert der Zeitmangel. Haushalt, Familie, Freizeitaktivitäten – alles unter einen Hut zu bekommen ist schwer und führt nicht selten zu Freizeitstress. So sind wir doppelt dem Dämon Stress ausgeliefert. Als wir alle noch Jäger und Sammler waren, war Stress eine überlebenswichtige Reaktion unseres Körpers bei einem Kampf oder einer Flucht. Durch die dadurch ausgeschütteten Stresshormone stand dem Körper sofort zusätzliche Energie zur Verfügung, um blitzschnell reagieren zu können. Der Druck im Alltag kommt manchmal einem Kampf oder einer Flucht nahe. Allerdings kämpfen wir heutzutage eher auf psychischer Ebene. Die Ursache Stress ist einer der Spitzenreiter in der Hitliste der vorzeitigen Ruheständler. Nur ein Drittel der Erwerbstätigen klagt nicht über Stress am Arbeitsplatz. Meine persönliche Theorie dazu: Wir arbeiten für dieses Drittel mit und daher sind wir anderen fleißigen Arbeitssklaven gestresster als das nicht gestresste Drittel. Es gibt ja immer einen Kollegen, den man mitschleift. Ob Sie überlastet sind oder nicht, können Sie im Internet kostenlos und anonym testen. Auf der Seite http://dpaq.de/vMyY1 können Sie Ihren Stresslevel testen. (Initiator ist der BKK Dachverband). Dieser Test ist zwar für Führungskräfte gedacht, aber wenn man einige Fragen etwas umformuliert, funktioniert er auch bei uns Normalos. Ich habe diesen Test gemacht und war schon überrascht, dass ich zu 50 % überlastet bin. Das hätte ich von mir nicht gedacht, da es sich von meiner Seite her nicht so anfühlt. Und das ist genau das Tückische beim Stress. Es gibt zwei Arten von Stress: positiver und negativer Stress.

Eustress

Als Eustress wird der positive Stress bezeichnet. Alles, was unseren Körper anregt oder stimuliert, ist für unseren Organismus positiver Stress. Wenn wir also mit Spaß und voller Freude bei der Arbeit sind, wirkt es sich positiv auf uns aus. Das gilt auch für die Vorfreude, da bei Eustress Glückshormone ausgeschüttet werden. Daher sind Extremsportler auch so positiv eingestellt. Durch diesen Nervenkitzel werden viele Stresshormone ausgeschüttet, die sich positiv auf den Organismus der Adrenalin-Junkies auswirken. Dieses Phänomen erleben auch Verliebte, wenn das Herz bis zum Hals schlägt. Dann ist der Körper positivem Stress ausgesetzt. Bei Eustress wird das Selbstvertrauen gestärkt, dadurch werden wir motiviert und unsere Produktivität wird gesteigert.

Distress

Als Distress wird der negative Stress bezeichnet. Alle Situationen, die uns belasten, in die wir gezwungen werden oder in die wir unfreiwillig hineingeraten, wirken sich negativ auf unseren Organismus aus. Die hier ausgeschütteten Stresshormone wirken sich negativ auf unsere Gesundheit aus. Sobald wir uns überfordert fühlen, wirkt sich der Stress negativ auf uns aus.

Ob wir nun Eustress oder Distress haben liegt bei uns selber. Sie sollten sich und Ihren Körper gut kennen und eigenverantwortlich mit sich umgehen. Wenn Sie merken, dass Stress unangenehm wird, Ihnen die Situation über den Kopf wächst oder der Stress nicht abreißt und Sie fühlen sich mit dieser Situation unwohl, dann müssen Sie die Reißleine ziehen und sich aus dieser Situation befreien, bevor Sie körperlichen und – oder seelischen Schaden nehmen. Es liegt ganz bei Ihnen.

Wie wirkt sich Stress auf den menschlichen Körper aus

Wenn Sie Ihren Körper zu lange negativem Stress aussetzen, werden Sie unweigerlich krank. Kein Körper kann unendlich lange dem Dauerstress ausgesetzt werden, ohne Schaden zu nehmen. Nicht mal den besten Motor können Sie unbeschadet über einen längeren Zeitraum am Limit fahren, ohne ab und zu Kraftstoff, Kühlflüssigkeit und Öl nachzufüllen. Wenn Sie also Ihren Körper immer in Stresssituationen bringen, ohne dass Sie für entsprechende wohltuende Entspannung sorgen, werden die Stresshormone nicht abgebaut und können Ihren Körper und damit Ihre Gesundheit auf Dauer schädigen. Männer neigen dazu, bei Stress aktiv zu reagieren. Ihr Ego wird dadurch gestärkt, weil sie sich eher auf Erfolg konzentrieren. Außerdem versuchen Männer immer einen Ausweg aus der Stresssituation zu finden. Frauen dagegen neigen dazu sich zu bemitleiden, brauchen jemanden, der ihnen den Rücken stärkt. Frauen versuchen, Stresssituationen zu entfliehen, oder ergeben sich der Ausweglosigkeit und versuchen nicht dem Teufelskreis ein Ende zu setzen.

Ob Sie unter Stress leiden, können Sie erkennen, wenn Sie zum Beispiel von der Arbeit nach Hause kommen und völlig müde und ausgebrannt sind oder nach einem arbeitsreichen Tag wie eine Aufziehpuppe völlig überdreht sind und es Ihnen schwer fällt zu entspannen. Es könnte auch daran liegen, dass Sie zu viel Kaffee getrunken haben. Oder Ihre Kopfschmerzen kommen davon, dass Sie zu wenig Wasser getrunken haben. Es könnte aber auch sein, dass die momentane Situation, in der Sie sich befinden, Ihnen einfach über den Kopf wächst. Dadurch, dass Sie nicht abschalten und zur Ruhe kommen können, reagieren Sie auf Ihr Umfeld gereizt. Es ist Ihnen alles zu laut und Ihre Muskeln verspannen sich. Wenn Sie längere Zeit unter Druck stehen und Stress ausgesetzt sind, kann der Ihnen auf den Magen schlagen. Entweder futtern Sie in sich hinein, „um sich zu stärken", oder „es schnürt Sie zu" und Sie bekommen keinen Bissen herunter.

Können Sie gut schlafen oder beschäftigen Sie sich in der Nacht mit Ihren Problemen? Die Folge bei Letzterem ist, dass Sie morgens erschöpft sind und sich geschwächt dem Alltag widmen müssen. Dadurch fällt es Ihnen schwer sich zu konzentrieren und Sie laufen Gefahr wichtige Dinge zu vergessen. Sie haben das sicherlich auch schon an sich selbst erlebt, wenn Sie sich in einer anhaltenden Stress-Situation befinden, sind Sie anfälliger für Erkältungen und andere Infektionskrankheiten. Stress wirkt sich negativ auf unser Immunsystem aus. Ein Optimist ist in der gleichen Stress-Situation besser vor Erkältungen geschützt als ein Pessimist. Das zeigt, dass Körper und Seele eng miteinander verbunden sind. Schon der römische Dichter Juvenal (60-140 n.Chr.) schrieb: "*In einem gesunden Körper wohnt ein gesunder Geist.*"

Nicht selten kann aus einem Workaholic ein Alkoholic werden. Aber auch ein Übergenuss von Nikotin und oder Kaffee kann Stress bewirken. Wir sind eben sehr emotional gesteuert. Um eine Überreaktion zu vermeiden und um uns selber zu beruhigen, greifen einige zu Drogen, Aufputschmittel oder zur Schokolade. Wir fühlen uns dann für einen Moment gut und entspannt, die Stressursache ist damit nicht beseitigt.

Typische Stress-Symptome

Wir sind alle unterschiedlich und gehen mit jeder Situation anders um. Daher reagiert jeder Körper anders auf Stress. Einer kann den Stress mehr kompensieren als ein anderer. Da ist es auch völlig egal, ob man groß, klein, dick oder dünn ist, ob Mann oder Frau, alt oder jung. Doch jeder hat so seine „Schwachstellen" und daher reagiert jeder anders auf Stress. Dem einen zwickt es eher im Magen, ein anderer bekommt Kopfschmerzen, ein dritter möchte am liebsten aus dem Fenster springen.

Folgende Symptome können vom Stress kommen. Wenn Sie ein Symptom an sich wiedererkennen, gehen Sie bitte zu einem Arzt.

- Herz- und Kreislaufbeschwerden:
  - Atembeschwerden
  - Schwindel

- o Herzrasen, Herzrhythmusstörungen
- o Bluthochdruck
- Schmerzen:
  - o Rückenschmerzen
  - o Gelenkschmerzen
  - o Nackenschmerzen
  - o Kopfschmerzen
  - o Magenschmerzen
- Magen- und Darmtrakt:
  - o Durchfall oder Verstopfung
  - o Reizdarm
  - o Sodbrennen
- Anfällig für Erkältungen oder grippale Infekte
- Essstörungen
- Schlafstörungen
- Muskelkrämpfe
- Allergien
- Konzentrationsstörung
  - o Vergesslichkeit
  - o Denkblockaden
  - o Wortfindungsschwierigkeit

- Nägelkauen
- Zähneknirschen
- Nervosität
- Müdigkeit
- Antriebslosigkeit
- Geistig nicht abschalten können
- Hilflosigkeit
- Innerliche Unruhe
- Gereizt, im schlimmsten Fall aggressiv
- Unzufrieden mit sich und der Umwelt
- Angstzustände
- Sie greifen gerne „zur Flasche", um Ihren Frust runter zu spülen.

Es gibt sicherlich noch viele andere mögliche Symptome, die Stress hervorrufen können. Dies ist sozusagen eine Hitliste der bekanntesten und häufigsten Symptome, wenn Sie sich längerem und andauerndem Stress aussetzen.

Wenn Sie sich sozusagen chronisch dem Stress aussetzen, laufen Sie Gefahr ernsthaft zu erkranken. Fragen Sie hierzu Ihren Arzt, der wird Ihnen sagen, was Ihnen blühen kann, wenn Sie nicht endlich aufwachen und aus dem Teufelskreis Stress aussteigen.

Was kann man gegen den Stress am Arbeitsplatz tun?

Seien Sie nicht dumm und resignieren Sie nicht. Sie können viel tun, um für einen Ausgleich zu sorgen. Ihre Gesundheit ist schließlich Ihr wertvollstes Gut. Was nützt Ihnen der tollste Job, wenn Sie Ihr Leben nicht genießen können. Denn nicht nur Sie und Ihr Körper leiden unter Stress, sondern Ihr Umfeld – Ihre Kollegen und Ihre Familie leiden auch darunter. Wir leben schließlich nicht alleine, sondern miteinander.

Um es nicht so weit kommen zu lassen, können Sie viel dazu beitragen, damit der Stress Sie nicht aus den Socken haut. Damit Sie alle Ihre Aufgaben meistern können, benötigen Sie ein gutes Zeitmanagement. Nicht um noch mehr Aufgaben in die sowieso knappe Zeit zu quetschen, sondern um die Aufgaben so zu bündeln, dass für Sie mehr Zeit übrig bleibt. Ob Sie die Eisenhower-Methode, das Pareto-Prinzip oder die

ABC-Analyse wählen, ist Ihnen überlassen. Verzichten Sie auf alles, was Sie belastet. Sie müssen nicht überall dabei sein. Manchmal ist weniger mehr. Die Hauptsache ist, dass für Sie mehr Zeit zum Verschnaufen und Erholen übrig bleibt. Sie können das auch gerne in meinem Buch: „Nie wieder chancenlos – Der erst Schritt zu deinem Erfolg" nachlesen. Dort wird auf das Thema Zeitmanagement näher eingegangen.

Lassen Sie in Ihrer Freizeit Ihre Seele baumeln, gehen Sie an der frischen Luft spazieren. Das bietet eine schöne Gelegenheit zu einem schönen Gespräch mit Ihrem Partner. Genießen Sie Ihre Zeit, erleben Sie schöne Dinge. Nehmen Sie sich doch mal wieder die Zeit und gehen ins Kino oder Theater. Da wir heutzutage mehr eine sitzende Tätigkeit haben, kann der Körper den Stress nicht so schnell abbauen. Darum ist es wichtig, dass Sie mindestens zweimal die Woche 30 Minuten Sport machen. Ob Fahrradfahren, tanzen, walken oder joggen, egal was auch immer, Hauptsache ohne Leistungsvorgabe.

Wenn Sie nach einem anstrengenden Arbeitstag erschöpft nach Hause kommen, nehmen Sie sich die Zeit, setzen Sie sich bequem auf Ihr Sofa oder legen Sie sich in Ihr Bett und machen ein paar Minuten Autogenes Training. Sorgen Sie dafür, dass Sie nicht gestört werden. Legen Sie auch Ihr Handy beiseite. Lassen Sie Ihre Gedanken los. Danach sind Sie erholt und entspannt und können Ihre Freizeit genießen. Autogenes Training oder kleine Spaziergänge lassen sich auch in der Mittagspause bewerkstelligen.

Seien Sie optimistisch. Akzeptieren Sie Misserfolge und Fehlschläge. Nehmen Sie sich nicht alles zu Herzen und lernen Sie an der richtigen Stelle „Nein" zu sagen. Stehen Sie dazu, wenn ein Arbeitspensum nicht zu schaffen ist. Man kann über alles sprechen, möglichst bevor „das Kind in den Brunnen fällt"!

Klären Sie mit Ihrem Arbeitgeber ab, ob Haustiere mit an den Arbeitsplatz gebracht werden dürfen. Haustiere am Arbeitsplatz entspannen und helfen, dass Stress erst gar nicht aufkommt.

Aber das Wichtigste ist: Haben Sie Spaß und lachen Sie herzlich, denn Lachen baut Stress ab und stärkt das Immunsystem. Mit Humor sehen Sie einige Situationen nicht so verbissen und manche Situationen werden entschärft. Meine Mutter sagte immer zu mir: „Lache, wenn es nicht zum Weinen reicht". Mit der richtigen Portion Humor lässt sich viel mehr bewerkstelligen. Damit kann aus negativem Stress positiver Stress werden.

Was uns noch am Arbeitsplatz krank machen kann

Es muss nicht immer Mobbing, Burn-Out oder Stress sein, was Ihnen das Arbeiten an Ihrem Arbeitsplatz beeinträchtigt. Manchmal sind es kleine, banale Dinge, die einem das Arbeitsleben erschweren. Kleine Dinge, die anfangs geduldet werden, nerven irgendwann derart, dass sie nicht mehr hingenommen werden können und schließlich untragbar werden. Dazu zählen zum Beispiel: Lärm am Arbeitsplatz, schlechte Bürostühle, überalterte PC's, Schmutz und Staub und schlechte Beleuchtung.

Rücken- und Nackenschmerzen

Wir alle wissen, dass wir uns zu wenig bewegen. Wir sitzen viel zu viel und schaffen dagegen keinen zureichenden Ausgleich. Wir wollen alle morgens tipptopp im Büro erscheinen oder sind einfach nur zu bequem und fahren lieber mit dem Auto oder dem Bus zur Arbeit als mit dem Drahtesel. Zudem sitzen wir Stunde um Stunde an unserem Arbeitsplatz und starren auf unsere flackernden Bildschirme. Wir sitzen oft über Stunden in einer starren Haltung, kommt da noch etwas Zugluft dazu, können die schönsten Muskelverspannungen auftreten. Durch Fehlhaltung und oft einseitige Belastung und zu wenig Bewegung können Rückenprobleme auftreten. Achten Sie darauf, dass Ihr Bürostuhl richtig eingestellt ist und Ihr Bildschirm die richtige Höhe hat, damit Sie eine gerade entspannte Haltung haben. Ich selber habe schon auf Bürostühlen sitzen müssen, die das Wort Stuhl nicht mehr verdient haben. Das Polster der Stühle war von den 20 Jahren Betriebszugehörigkeit und den fünf Vorgängerinnen völlig platt gesessen und eigentlich nicht mehr vorhanden gewesen. Die Sitzfläche war so wacklig, dass ich des Öfteren Angst hatte, vom Stuhl zu fallen. Unnötig zu erwähnen ist natürlich, dass man mit diesen Stühlen nicht mehr hin- und her rollen konnte. Auf solchen Stühlen kann man nur Rückenschmerzen bekommen und sie sind für den modernen Büroalltag nicht mehr zu gebrauchen. Achten Sie darauf, dass die Bestuhlung den neusten Anforderungen entspricht. Gehen Sie, wenn möglich, in der Mittagspause spazieren, ansonsten schaffen Sie einen sportlichen Ausgleich in Ihrer Freizeit. Hilfreiche Tipps erhalten Sie hier: rückenfreundlichen Arbeitsplatz. Damit Ihre Rückenschmerzen nicht zu einem Bandscheibenvorfall werden, gehen Sie bei akuten Schmerzen zu einem Arzt. Rückenschmerzen können viele Ursachen haben. Angefangen von Übergewicht bis hin zur durchgelegenen Matratzen. Um Rückenschmerzen vorzubeugen können Sie viel tun. Versuchen Sie so viel

Bewegung wie möglich in Ihren Alltag einzubauen.

Nehmen Sie lieber die Treppe statt den Aufzug. Ich möchte Ihnen an dieser Stelle nicht zu nahetreten, aber wie sieht es mit Ihrem Gewicht aus? Zu viel? Na dann schlagen Sie mit mehr Bewegung gleich zwei Fliegen mit einem Schlag. Fragen Sie Ihren Arbeitgeber, bei Bedarf, nach geeigneten Sitz- und Büromöbeln.

Bedenken Sie, auch die richtige Tisch- und PC-Höhe ist für Ihre Gesundheit am Arbeitsplatz von Bedeutung. Fragen Sie Ihren Büroausstatter, der wird Sie beraten und Ihnen bei der richtigen Einstellung der Möbel helfen.

Kopfschmerzen

Kopfschmerzen können die verschiedensten Gründe haben. Die Fachleute unterscheiden über 200 verschiedene Formen von Kopfschmerzen. Eins haben Sie aber alle gemeinsam: Sie sind lästig, nervenaufreibend und zudem völlig überflüssig. Es fällt jedem schwer, sich mit Kopfschmerzen zu konzentrieren und seinen Arbeitsalltag fehlerfrei zu meistern. Wenn die Kopfschmerzen Sie immer wieder an Ihrem Arbeitsplatz überfallen, können es folgende Ursachen sein:

Wir gehen mal davon aus, dass Ihre Kopfschmerzen nicht von einer alkohollastigen Feier am Vorabend herführen. Stellen Sie sich die Frage, ob Sie genügend und ausreichend getrunken haben. Oft rühren Kopfschmerzen von Flüssigkeitsmangel her. Trinken Sie daher am Tag circa ein bis anderthalb Liter Wasser. Kopfschmerzen können Sie auch bekommen, wenn Sie zu wenig essen. Durch das Absinken des Blutzuckerspiegels können Kopfschmerzen auftreten. Essen Sie deshalb regelmäßig und ausgewogen und warten Sie nicht, bis Sie vor Hunger fast in Ohnmacht fallen. Viele Menschen verarbeiten im Schlaf die Ereignisse des Tages. Durch das Zähneknirschen kann das zu Fehlbelastung und Kopfschmerzen führen. Gehen Sie zu Ihrem Zahnarzt. Durch eine angepasste Bissschiene können Sie sich von diesen Kopfschmerzen befreien. Vielleicht brauchen Sie eine Brille? Haben Sie nach Lese- oder Schreibarbeiten Kopfschmerzen? Ein Grund könnte auch ein alter flackernder Bildschirm sein, der Ihre Augen überanstrengt, oder schlechte Beleuchtung. Lassen Sie Ihre Augen oder Ihre Brille auf die richtige Sehstärke von einem Fachmann überprüfen. Wenn Sie einen Kopierer oder Drucker in Ihrem Büro stehen haben, könnten Ihre Kopfschmerzen von den Druckeremissionen kommen. Lüften Sie daher Ihr Büro regelmäßig. Noch besser ist: Sehen Sie zu, dass Drucker und Kopierer nicht in Ihrem Büro stehen.

Gehen Sie lieber öfters ein paar Schritte, das tut nach längerem Sitzen gut und ist immer eine willkommene Abwechslung.

Nehmen Sie nicht nur einfach eine Schmerztablette, sondern suchen Sie nach der Ursache und stellen Sie sie ab. Versuchen Sie es erstmal mit Pfefferminzöl auf Ihrer Schläfe und im Nacken, das kann auch Ihre Kopfschmerzen lindern. Bei länger anhaltenden Kopfschmerzen gehen Sie besser zu einem Arzt.

Schlechte Beleuchtung

Es gibt wohl nichts Störenderes am Arbeitsplatz als eine gelb vor sich hinflackernde Neonröhre an der Decke. Es ist dann auch kein Wunder, wenn der Arbeitnehmer über Müdigkeit, Kopfschmerzen oder Augenstechen klagt. Kein Mensch kann sich bei einer schlechten Beleuchtung lang anhaltend konzentrieren. Wenn Sie sogar mit Licht unterversorgt sind, kann das auf lange Sicht krank machen. An Ihrem Arbeitsplatz sollte mindestens 500 Lux starkes Licht sein. Wenn ein Arbeitgeber am Licht spart, hat er am falschen Ende gespart. Falsches Licht kostet nicht nur Strom, sondern auch Produktivität. Wenn das Licht stimmt, sind die Mitarbeiter wacher und dadurch produktiver. Die „Farbtemperatur" sollte, idealerweise Neutralweiß oder Tageslichtweiß mit einem hohen Blauanteil sein. Ein geeignetes Lichtkonzept gibt es beim Fachmann. Die richtigen Neonröhren im Elektrofachhandel.

Nicht nur schlechte Beleuchtung nervt, sondern auch wenn zu viel Licht auf den Arbeitspatz scheint und das Licht Sie blendet. Nach der „Bildschirmverordnung" hat der Arbeitgeber eine dementsprechende Jalousie anzubringen.

Infektionskrankheiten

Sobald die nasskalte Jahreszeit beginnt oder die Klimaanlage auf Hochtouren läuft, laufen Sie als Arbeitnehmer in Gefahr sich zu erkälten. Wenn erst einmal der erste Kollege mit Husten, Schnupfen, Heiserkeit angefangen hat, haben Sie kaum eine Chance der drohenden Erkältung zu entkommen. Eine Erkältung ist das Unangenehmste und Lässtigste, was einem den Alltag erschweren kann. Auf Türklinken, Tastaturen und Telefonhörern lauert die Gefahr, sich durch Viren anzustecken. Auch wenn es höflich ist, kann das „Händeschütteln" eine Ansteckungsquelle sein. Sie können aber selber dazu beitragen einer Erkältung vorzubeugen oder so wenig wie möglich Mitmenschen anstecken.

Mit einer ausgewogenen Ernährung mit viel frischem Obst und Gemüse können Sie einer Erkältung vorbeugen. In unseren Lebensmitteln (damit meine ich nicht Fastfood) sind genügend Vitamine, um unsere Abwehrkräfte zu stärken. Von Vitaminen in Ernährungsergänzungsmitteln halte ich persönlich nichts. Das Original ist immer besser als jede noch so gute Kopie.

Mit ausreichend Schlaf können Sie auch einer Erkältungskrankheit vorbeugen. Während wir schlafen, regeneriert sich unser Körper und unser Immunsystem wird gestärkt. Sie sollten, je nach Schlaftyp, mindestens sieben Stunden schlafen.

Achten Sie darauf, dass in Ihrem Büro regelmäßig gelüftet wird. Durch den Sauerstoff werden viele Viren zerstört und Ihre Nasenschleimhäute bleiben intakt und vermeiden dadurch eine Angriffsfläche für Viren. Außerdem hilft Ihnen frische Luft, sich besser zu konzentrieren. Zu empfehlen ist ein fünfminütiges Stoßlüften. Sprechen Sie sich unbedingt mit Ihren Kollegen ab, damit es wegen eines zu lange geöffneten Fensters nicht zu Reibereien kommt. Im Kalten sitzen oder Zugluft beugt keiner Erkältung vor. Es erhöht sich eher das Krankheitsrisiko.

Desinfizieren Sie im akuten Fall regelmäßig Türklinke, Telefonhörer und alles, was Sie häufig anfassen. Im Drogeriemarkt gibt es kleine Fläschchen mit Desinfektionsmittel, die in jede kleine Handtasche passen. Es empfiehlt sich zum Wohle aller Mitarbeiter, in den sanitären Anlagen Desinfektionsmittel zur Verfügung zu stellen. Allerdings sollten Sie es auch benutzen, wenn es Ihnen zur Verfügung gestellt wird, damit die Viren keine Chance haben sich auszubreiten.

Auf dem Weg zur Arbeit und nach Hause kommen Sie unweigerlich in öffentlichen Verkehrsmitteln mit vielen Krankheitserregern in Berührung. Waschen Sie sich deshalb am Arbeitsplatz oder zuhause als Erstes die Hände gründlich mit Seife und vermeiden Sie es, sich mit den Händen ins Gesicht zu fassen.

Mit regelmäßigem Sport an der frischen Luft, es kann auch ein längerer Spaziergang sein, können Sie Ihr Immunsystem stärken. Oder der regelmäßige

Saunabesuch. Bei einem Saunabesuch können Sie gleichzeitig etwas für Ihr seelisches Wohlbefinden tun. Es entspannt nicht nur Ihre Muskeln, sondern auch Ihr Gemüt.

Versuchen Sie, sich der Witterung entsprechend anzuziehen. Optimal ist Kleidung im „Zwiebel- oder Lagen-Look". Bei Wärme können Sie Kleidungsstücke ablegen. Eine Strickjacke in greifbarer Nähe hilft bei Kälte.

Sie können zwar einer Erkältung, so gut wie möglich, vorbeugen, doch trotzdem können Sie sich von anderen anstecken. Wenn Sie dennoch eine Erkältung ereilt hat, achten Sie darauf in die Ellenbogen zu niesen, sich regelmäßig die Hände zu waschen und zu desinfizieren. Werfen Sie nicht einfach Ihre kontaminierten Papiertaschentücher in den Papierkorb. Tun Sie lieber Ihre Taschentücher in eine Plastiktüte, die können Sie dann im Restmüll entsorgen. Trinken sie viel und meiden Sie körperlich anstrengende Tätigkeiten. Im akuten Fall sollten Sie sich überlegen, ob Sie nicht einen Tag zuhause bleiben sollten. Dies sollten Sie ganz alleine für sich klären. Es nützt niemandem etwas, wenn Sie wie ein Häufchen Elend da sitzen und Ihre Viren herumschleudern und womöglich Ihre Kollegen anstecken. Aber wer bleibt schon wegen einer Erkältung zu Hause? Sorgen wir uns nicht vielmehr darum, was die Kollegen oder der Chef dazu sagen könnten? Viele Arbeitnehmer gehen auch mit einer starken Erkältung zur Arbeit, weil sie sonst Ihr Arbeitspensum nicht schaffen würden oder sie den Kollegen nicht zur Last fallen wollen. Manchmal sogar aus Angst, etwas zu verpassen oder mit zu vielen Krankheitstagen Ihren Arbeitsplatz zu verlieren. Wiederum andere meinen, dass ohne sie nichts läuft. Ist das nicht von uns zu egoistisch gedacht? Fakt ist, wer krank ist oder sich krank fühlt, sollte, auch zum eigenen Schutz und zum Schutz der Kollegen, zu Hause bleiben und seine Erkältung in Ruhe auskurieren. Bevor Sie sich mit einer dicken Erkältung zum Arbeitsplatz schleppen, bedenken Sie, dass Sie nicht voll leistungsfähig sind. Durch Ihr egoistisches

Verhalten stecken Sie unnötig Ihr Umfeld an.

Außerdem ist eine Erkältung vielleicht ein Zeichen von Ihrem Körper, dass Sie überlastet sind und dringend Ruhe benötigen. Wenn Sie eine Erkältung „verschleppen" und nicht richtig auskurieren, laufen Sie Gefahr einen Rückschlag zu bekommen oder sogar, dass Ihre inneren Organe, Lunge und Herz, geschädigt werden.

Ob Sie bei einer Erkältung zu Hause bleiben oder doch zur Arbeit gehen, dass entscheiden Sie selber. Wenn Ihnen die Arbeit zu schwer fällt, gehen Sie zu einem Arzt und kurieren Sie Ihre Erkältung in Ruhe aus. Ihr Umfeld ist Ihnen, auch wenn keiner etwas sagt, letztendlich dankbar.

Vitamin-D-Mangel

In der dunklen Jahreszeit fahren wir morgens im Dunkeln zur Arbeit und kommen abends im Dunkeln nach Hause. Das bedeutet, wir sind in der Winterzeit mehr im Haus als draußen. Gerade im Winter fühlen wir uns oft schlapp trotz einer ausgewogenen vitaminreichen Ernährung. Allerdings können wir das lebenswichtige Vitamin D nicht genügend mit der Nahrung aufnehmen. Dazu benötigen wir die Sonne. Das Vitamin D ist ein wichtiger Nährstoff für Haut, Knochen und seelisches Wohlbefinden. Ob Sie an Vitamin-D-Mangel leiden, ist schwierig festzustellen. Zu vermuten ist aber, dass circa die Hälfte alle Menschen in Deutschland, an Vitamin-D-Mangel leidet. Versuchen Sie deshalb im Winter, in Ihrer Mittagspause und am Wochenende so viel wie möglich Sonne ohne Lichtschutzfaktor „zu tanken". Beachten Sie bei Ihrem

Sonnenbad Ihren Hauttyp, damit Sie Ihre Haut nicht schädigen.

Anzeichen für einen Mangel könnten Müdigkeit, Konzentrationsschwäche, schlechte Laune, Schlafstörungen, Nervosität, Gereiztheit, die Fingernägel brechen schneller ab oder bekommen weiße Flecken, anhaltende Kopfschmerzen, Depressionen, Muskelkrämpfe, Knieschmerzen, Hautprobleme (zum Beispiel Schuppenflechte) oder anfälliger bei Infektionskrankheiten sein. Ob Sie an Vitamin-D-Mangel leiden, sollten Sie mit Ihrem Arzt klären. Also kann Ihre „Winterdepression" daran liegen, dass Ihnen Vitamin D fehlt. Auch im Sommer kann man Vitamin-D-Mangel bekommen. Dadurch, dass wir uns vor den gefährlichen UV-Strahlen mit Sonnencreme, Schatten und Kleidung schützen. Wie Sie richtig sonnenbaden, erfragen Sie am besten bei Ihrem Arzt.

Schlusswort

Vieles können Sie selber dazu beitragen, um gesund und mit Freude Ihrer Tätigkeit nachgehen zu können. Zum einen können Sie sich so gut wie möglich gesund ernähren, Sport treiben und als geistigen Ausgleich Ihrem Hobby nachgehen, sich mit Freunden treffen und viel Zeit mit Ihrem Partner und Ihrer Familie verbringen. Ganz wichtig ist der Ausgleich, den Sie für sich in Ihrer Freizeit schaffen, damit Sie Kraft schöpfen können und Ihren Stress abbauen können.

Versuchen Sie auf Ihrem Arbeitsplatz den Teamgeist zu stärken. Rufen Sie zum Beispiel einen Stammtisch ins Leben, machen Sie mal gemeinsame Unternehmungen mit Ihren Kollegen. So lernen Sie Ihre Kollegen und Ihre Kollegen Sie von einer ganz andern (privaten) Seite kennen. Das hilft Ihnen, Ihre Kollegen besser einzuschätzen, und sie können in Stresssituationen besser miteinander umgehen.

Hören Sie auf sich und Ihr Bauchgefühl. Ihr Körper weiß am besten, wenn etwas nicht mit Ihnen stimmt. Tun Sie etwas, bevor es Sie krank macht. Bedenken Sie, Sie haben nur dieses eine Leben. **Leben Sie nicht um zu arbeiten, arbeiten Sie um zu leben!** Seien Sie optimistisch, gehen Sie positiv an die Arbeit. Vor allen Dingen, bewahren Sie sich Ihren Humor. Lachen Sie und bringen Sie Ihre Mitmenschen zum Lachen. Dann ist vieles viel leichter zu meistern. Fröhlichkeit und ein herzliches Lachen vertreibt jeden Stress.

An dieser Stelle danke ich Ihnen, dass Sie mein Buch gekauft und gelesen haben. Sie können mir schreiben unter: first.step@gmx.de. Bleiben Sie gesund und haben Sie Freude am Leben und an Ihrer Arbeit.

Wenn Sie noch mehr lesen wollen, empfehle ich Ihnen folgendes Buch:

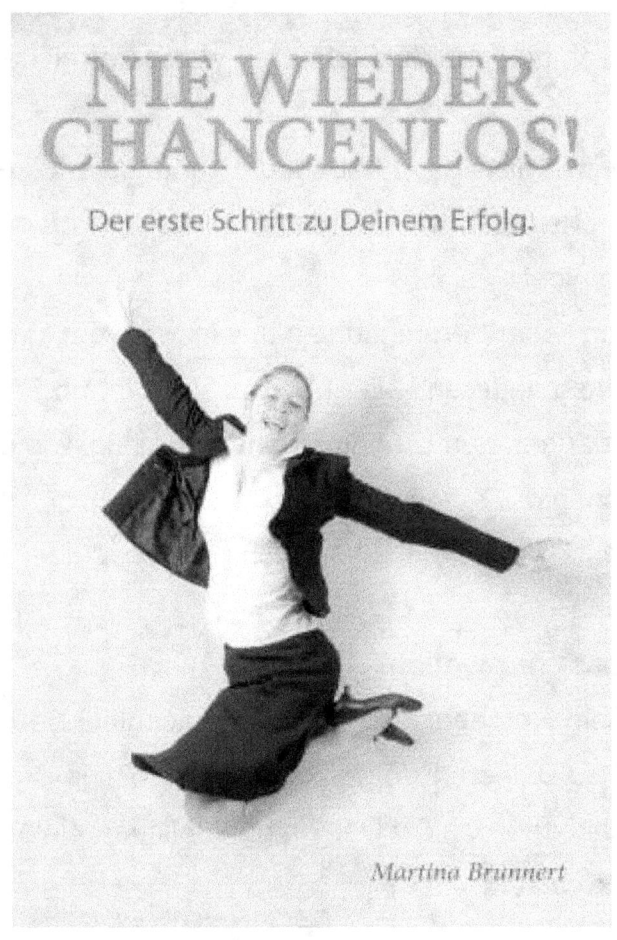

Nie wieder chancenlos!

Der erste Schritt zu deinem Erfolg

Jeder von uns hat Ziele, aber nur wenige erreichen sie auch!

Obwohl wir alles dazu haben, um genauso erfolgreich zu sein wie jeder andere, nutzen wir unser Potenzial einfach nicht.

Krebsen lieber herum, suhlen uns in unserem Mitleid und sehen anderen voller Missgunst bei ihrem Erfolg zu oder beäugen den Erfolgreichen ehrfürchtig, wie das Kaninchen die Klapperschlange.

Dabei ist es ganz einfach – auch für Dich, selber Erfolg zu haben.

Du musst nur wollen!

In diesem Ratgeber "Nie wieder chancenlos! Der erste Schritt zu Deinem Erfolg", zeige ich Dir einige simple Möglichkeiten, wie Du Deinen persönlichen Zielen näher kommst.

www.ingramcontent.com/pod-product-compliance
Lightning Source LLC
Chambersburg PA
CBHW071206280526
45787CB00002B/588